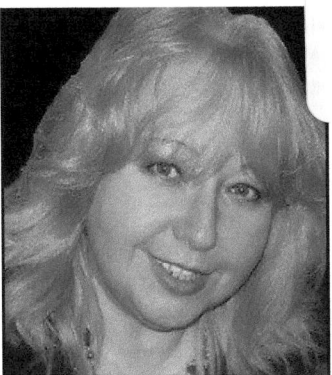

Jutta Schütz wurde 1960 in Lebach (Saarland) geboren.

Mit ihrem ersten Bestseller „Plötzlich Diabetes" (2008) gilt die Autorin bei Kritikern als Querdenkerin. 2010 startete sie mit ihren Gesundheitsbüchern ihr Pilotprojekt in Bruchsal und später bei der VHS in Wolfsburg. Sie hat bis heute über 40 Bücher geschrieben und an vielen anderen Büchern mitgewirkt. Als Journalistin schreibt Schütz für viele Verlage und Zeitungen. Ihre Themen sind: Gesundheit, Kunst, Literatur, Musik, Film, Bühne, Entertainment.

Mehr Infos finden Sie auf der Webseite der Autorin:

www.jutta-schuetz-autorin.de/

http://kinder-entdecken.jimdo.com/

INHALTSVERZEICHNIS

06 Einleitung

07 Was ist Cannabis?
09 Die Hauptwirkstoffe THC und CBD
10 Es werden folgende Cannabisprodukte unterschieden
11 BfArM informiert
12 THC-Konsum ist über mehrere Wochen nachweisbar
14 Die Nachweisbarkeitsdauer hängt von vielen Faktoren ab
15 Seit wann gibt es Cannabis?
16 Wie schädlich ist Cannabis für das Gehirn?
19 Macht Cannabis abhängig?
21 CANNABIS im Einsatz in der Medizin
23 Cannabis bei Multipler Sklerose
25 Cannabis bei Diabetischer Kardiomyopathie
26 Cannabis bei Parkinson
28 Cannabis bei Kindern im Fall einer Epilepsie
30 Cannabis bei AD(H)S
32 Cannabis bei Migräne
34 Cannabis ab 2016 auf Rezept?
35 Erlaubter Anbau von Cannabis
36 Gewerblicher Cannabis-Anbau
37 Die rechtliche Situation
38 Infos zur Drogensucht

Die im Buch veröffentlichten Ratschläge wurden von mir sorgfältig geprüft. Eine Garantie kann ich dennoch nicht übernehmen. Ebenso ist die Haftung von mir bzw. des Verlages für Personen-, Sach- und Vermögensschäden ausgeschlossen. Alle Markennamen, Warenzeichen und sonstigen eingetragenen Trademarks sind Eigentum ihrer rechtmäßigen Eigentümer und dienen hier nur der Beschreibung.

Das Falsche ist oft die Wahrheit, die auf dem Kopf steht.

Albert Einstein

Zum Thema Multiple Sklerose möchte ich folgende Webseiten empfehlen:

- http://multiple-arts.com/
- http://literatur-rezensionen-buchtipps.jimdo.com/

© 2015 Autor: Jutta Schütz (1. Auflage)

© 2015 Buchsatz, Layout, Buchgestaltung
© 2015 Buchidee: Jutta Schütz
www.jutta-schuetz-autorin.de/
http://kinder-entdecken.jimdo.com/
E-Mail: info.jschuetz@googlemail.com

© 2015 Herstellung und Verlag:
BoD – Books on Demand, Norderstedt

ISBN 978-3-7386-3282-8

Das Werk, einschließlich seiner Teile, ist urheberrechtlich geschützt. Jede Verwertung ist ohne Zustimmung des Verlages und des Autors unzulässig. Dies gilt insbesondere für die elektronische oder sonstige Vervielfältigung, Übersetzung, Verbreitung und öffentliche Zugänglichmachung.

Bibliografische Information der Deutschen Nationalbibliothek:
Die Deutsche Nationalbibliothek verzeichnet diese Publikation in der Deutschen Nationalbibliografie; detaillierte bibliografische Daten sind im Internet über http://dnb.d-nb.de abrufbar.

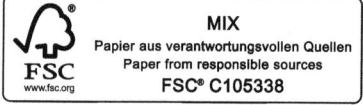

Jutta Schütz

CANNABIS
im medizinischen Einsatz

Mehr als nur eine Droge

EINLEITUNG

Cannabis ist in unseren Breitengraden als Rauschmittel bekannt, dabei hat es medizinisch einen hohen Nutzen.

Einige Substanzen in Haschisch und Marihuana haben erstaunliche medizinische Wirkungen. Aus diesen Gründen wird Hanf auch in der Medizin eingesetzt. Die Anwendung ist streng geregelt.

Cannabis wird schon länger in der Medizin eingesetzt. Die Pflanze kann die Leiden chronischer Schmerzpatienten verringern und die Übelkeit und das Erbrechen von Krebspatienten lindern.

Wenn man den Forschern der Universität Rostock glauben kann, so könnte das grüne Hanfblatt vielleicht bald zur Geheimwaffe der Krebstherapie werden, denn Cannabis hat Inhaltsstoffe, die Tumorzellen zum Platzen bringen können.

Für schwerkranke Schmerzpatienten soll es leichter werden, Cannabis zu konsumieren. "In Zukunft sollen mehr Menschen als bisher Cannabis als Medizin bekommen können", sagt die Drogenbeauftragte Marlene Mortler (CSU). Schwierig bleibt die Abgrenzung, wer die Droge wirklich als Medikament braucht.

Quelle: http://www.zdf.de/volle-kanne/praxis-taeglich-cannabis-als-medizin-34161384.html

Top-Thema |05.03.2015 Cannabis als Medizin. Zum Beispiel: Hilfe in der Schmerztherapie und bei Multipler Sklerose. In der Schmerztherapie kann Cannabis gute Erfolge erzielen. Doch gibt es auch Risiken? Dr. Christoph Specht erklärt die Hintergründe. *(05.03.2015)*

Ein Allheilmittel ist Cannabis nicht, es gibt heute aber sehr viele Anwendungsbereiche, wo Cannabis eine effektive und nebenwirkungsarme Medizin darstellt.

Was ist Cannabis?

Cannabis ist der lateinische Name für Hanf.

Der Begriff „Marihuana" stammt aus der Sprache der Huatl-Indianer und bedeutet ursprünglich „Gefangener".

Die Pflanzen „Cannabis" werden auch bezeichnet als:
- Cannabis sativa
- Cannabis indica
- Cannabis ruderalis

Man könnte auch sagen: Cannabis ist der wissenschaftliche Begriff der Pflanzengattung Hanf. Aus dem Hanf werden die Rauschmittel Haschisch und Marihuana gewonnen.

Die Pflanze wächst in fast allen Klimazonen der Erde und enthält psychoaktive Substanzen.

Der rauscherzeugende Wirkstoff heißt Tetrahydrocannabinol (THC).

Spricht man medizinisch von Cannabis, so meint man Cronabinol.

Der Hanf zählt zu den ältesten Nutz- und Zierpflanzen der Welt. Beide Arten werden vielseitig genutzt.

Neben dem Gebrauch als Faserpflanze und Drogenpflanze findet Hanf auch als Heil- und Ölpflanze Verwendung.

Es ist die am häufigsten konsumierte illegale Substanz in Deutschland. Zirka zwei Millionen Menschen in Deutschland greifen nach Angaben der Drogenbeauftragten der Bundesregierung regelmäßig zu Cannabis. Vor allem Jugendliche und junge Erwachsene probieren den Rausch der Pflanze aus.

Der Hanf ist eine sehr schnell wachsende einjährige Pflanze und hat ein großes Wachstumspotential als Cannabis.

Man pflanzt sie im Frühjahr und hat im Herbst einen bis zu 4 Meter hohen Baum.

Der Hanf ist auch sehr robust und sehr Schädlings resistent.

Alle Bestandteile des Hanfs (Blüten, Blätter, Samen und Fasern) kann man sinnvoll verwerten.

Aus dem Samen und den Blättern werden Hanfmehl und Hanföl produziert, die Fasern werden für den Hausbau oder industriell verarbeitet.

Das Cannabinoid THC wird aus den Blüten gewonnen. Cannabinoid THC steht wegen seiner psychoaktiven Wirkung auf der Liste der UN Suchtgiftkonvention.

Zirka 1,4 Millionen Menschen konsumieren in Deutschland Cannabis. Das sind nur Minimaleinschätzungen und die Dunkelziffer nennt Zahlen über 4 Millionen.

Schon einmal im Leben Cannabis konsumiert haben zirka 17 Millionen Menschen.

Die Hauptwirkstoffe THC und CBD

Die Hauptwirkstoffe THC und CBD entstehen erst beim Erhitzen:

- ➤ Rauchen
- ➤ Kochen
- ➤ Backen
- ➤ Verdampfen

Dabei wirkt THC stark psychoaktiv, CBD dagegen kaum.

Delta-9-Tetrahydrocannabinol (THC) und Cannabidiol (CBD) bilden die wesentlichen Inhaltsstoffe von Cannabis.

Es besteht aus rund 600 Substanzen, deren Zusammenspiel bis heute noch nicht genau erforscht ist.

Dagegen sind die umfassend schmerzlindernden, entzündungshemmenden und nervenschützenden Kräfte vor allem von THC und CBD den Wissenschaftlern bekannt.

Es werden folgende Cannabisprodukte unterschieden

➢ Haschischöl

Es ist ein gewonnenes Öl mit sehr hohem THC-Gehalt (zirka 12 – 60%) und in der Herstellung sehr aufwendig.

➢ Haschisch

Es wird auch „Dope oder Shit" genannt und wird zu Platten oder Klumpen gepresst (Harz der weiblichen Cannabispflanze). Das Haschisch wird oft mit verschiedenen anderen Substanzen wie z. B. Henna oder Sand gestreckt. Der THC-Gehalt variiert zwischen 5 und 12%.

➢ Marihuana

Marihuana wird auch Gras genannt, es wird klein geschnitten und die Blüten sowie die Pflanzenteile werden getrocknet. Der THC-Gehalt mit zirka 1 – 7% ist geringer als bei Haschisch. Durch gentechnische Verfahren wird der THC-Gehalt oft erheblich erhöht. Gestreckt wird das Marihuana oftmals mit anderen grünen Pflanzenteilen, Zucker oder anderen Substanzen.

BfArM informiert

In Deutschland dürfen zugelassene Fertigarzneimittel auf Cannabis-Basis hergestellt und auf Betäubungsmittel (BtM)-Rezept verschrieben werden.

Die Kontrolle des BtM-Verkehrs - mit Ausnahme des BtM-Verkehrs bei Ärzten, Zahnärzten und Tierärzten und in den Apotheken, tierärztlichen Hausapotheken, Krankenhäusern und Tierkliniken - obliegt der Bundesopiumstelle.

Hier können auch Anträge auf Erteilung einer Ausnahmeerlaubnis nach § 3 Absatz 2 BtMG zum Erwerb von Cannabis-Blüten und Cannabis-Extrakt zur Anwendung im Rahmen einer medizinisch betreuten und begleiteten Selbsttherapie gestellt werden.

Quelle:
http://www.bfarm.de/SharedDocs/Glossareintraege/DE/C/Cannabis.html

THC-Konsum ist über mehrere Wochen nachweisbar

Es heißt: Wer regelmäßig zum Joint greift, setzt sich einem hohen Gesundheitsrisiko aus.

Nach dem Konsum von Cannabis (Marihuana oder Gras) stellt sich schnell ein Rauschgefühl ein und die Dauer der Wirkung ist abhängig von der Konzentration des THC.

Der Konsument spürt diesen Rausch einige Stunden.

Weil der Körper Restbestandteile im Fettgewebe speichert, kann der Konsum von Cannabis auch mehrere Wochen später durch eine Urin-Probe nachgewiesen werden.

Bronchien, Lunge und Luftröhre werden sowie beim Tabakrauchen genauso in Mitleidenschaft gezogen.

Es gibt auch große Risiken für die psychische Verfassung:

Wissenschaftler stellten fest, dass man durch Cannabiskonsum Psychosen, also Wahnvorstellungen und Halluzinationen bekommen kann.

Deutscher Hanfverband schreibt auf seiner Webseite:

http://hanfverband.de/faq/drogentest-wie-lange-ist-thc-im-blut-und-urin-nachweisbar

Je nach Dosierung ist das THC eines Joints durchschnittlich 7 bis 12 Stunden lang im Blut nachweisbar, die Spanne reicht bis 27 Stunden.

Das Stoffwechselprodukt THC-COOH ist 3 – 7 Tage lang nachweisbar, bei regelmäßigem Konsum einige Wochen.

Im Urin ist THC-COOH bei einem einmaligen Konsum 3 – 5 Tage und bei regelmäßigem Konsum 4 – 6 Wochen nachweisbar.

In der Literatur wird von einem Dauerkonsumenten berichtet, der erst nach 77 Tagen wieder „sauber" war, auch bei uns melden sich derartige Fälle. Die Nachweiszeiten schwanken also stark.

Es gibt viele verschiedene Webseiten im Netz und auch die Angaben sind unterschiedlich!

Die menschlichen Körper untereinander sind verschieden und so gibt es auch Unterschiede bei den Nachweiszeiten.

Und in Einzelfällen kann auch nach deutlich längeren Abstinenzzeiten noch ein positiver Nachweis auf Cannabis erfolgen!

In allen Körperhaaren ist der Konsum verschiedener Substanzen zeitlich unbegrenzt nachweisbar.

Zum Beispiel beim Alkohol sind es zirka 3 Monate und Poppers sowie GHB ist gar nicht im Haar nachweisbar.

Weitere Quelle:

http://www.drugscouts.de/de/page/nachweiszeiten

Das Abbauprodukt vom Cannabis ist lipophil (fettlöslich) und lagert sich im Fettgewebe an und aus diesem wird Cannabis nur langsam abgebaut. Zum Beispiel kann es bei Abmagerungskuren daher durch den Abbau von Körperfett unter Umständen noch Monate später nachgewiesen werden.

Der Nachweis kann somit bei Verkehrskontrollen positiv verlaufen, auch wenn der Konsum von Cannabis schon Wochen zurückliegt.

Die Nachweisbarkeitsdauer hängt von vielen Faktoren ab

- Häufigkeit des Konsums
- Konsumierte Menge von Cannabis
- Allgemeine körperliche und seelische Verfassung
- Nachweisgrenzen des Testverfahrens
- Zeitlicher Abstand zwischen Konsum und Drogentest
- Individueller Verstoffwechslung im Körper

Seit wann gibt es Cannabis?

Die Nutzung von Hanf geht bis ins 28. Jahrhundert v. Christie zurück. Damals hat Kaiser Shen Yun die Chinesische Medizin gegründet.

Zirka 2.800 vor Christie benutzte man Hanffasern für Seile und zirka 100 vor Christie wurde das erste Papier der Welt hergestellt.

Ausgebreitet hat sich die Hanfpflanze über Indien in den Mittleren und Nahen Osten. Von dort gelangte sie nach Europa bis nach Nord- und Südamerika

In Deutschland und vielen anderen westlichen Industrienationen wurde Cannabis seit den 1970er Jahren nach Alkohol zu der am häufigsten konsumierten Rauschdroge.

Im 17. Jahrhundert erlebte der Hanf in Europa seine Blütezeit.

Zum Beispiel hatten alle Schiffsegel Seile aus Hanf. Die Hanffasern „zusammen mit Flachs, Wolle und Nessel" waren bis ins 18. Jahrhundert die Rohstoffe der europäischen Textilindustrie und aus den Hadern (Lumpen) wurde der Zellstoff für die Papierproduktion hergestellt.

Die Nachfrage nach Hanf ging im 18. Jahrhundert drastisch zurück und wurde fast ganz bedeutungslos. Erst in den letzten Jahren ist das Interesse wieder stark gewachsen.

Nachdem Mitte des 19. Jahrhundert die Herstellung von Zellstoff aus Holz erfunden worden war, verlor die Hanfpflanze auch ihre Bedeutung für die Papierindustrie.

Durch den Import von Sisal, Jute und Hanf aus Russland geriet der europäische Hanf unter Druck. Im 20. Jahrhundert hielt dann die synthetische Faser Einzug.

Wie schädlich ist Cannabis für das Gehirn?

Forscher und Forscherinnen des Center for Medical Cannabis Research der University of California kommen im Jahr 2003 zu dem Ergebnis, dass sich keine substantiellen Einbußen in den kognitiven Hirnfunktionen finden lassen. Das heißt, dass die Forscher kaum Hinweise für gesundheitsschädliche Effekte „bezogen auf Hirnleistungen" gefunden haben. Es ließen sich aber leichte Einbußen in den Bereichen „Lernvermögen" und „Gedächtnis" feststellen.

Prof. Igor Grant, Leiter der Studie sagt:

„Die gefundenen Einschränkungen der Hirnleistung seien zudem nicht mit letzter Sicherheit tatsächlich Cannabis zuzuordnen, da die Konsumenten und Konsumentinnen möglicherweise auch Vorbelastungen - z. B. früherer Konsum anderer Drogen - aufweisen können."

Quelle: https://grant.hivresearch.ucsd.edu/

Igor Grant, M.D., is Professor and Chair of the Department of Psychiatry at the University of Califonia, San Diego School of Medicine.

Eine weitere Infomationsquelle:

http://www.deutschlandfunk.de/rausch-auf-rezept.740.de.html?dram:article_id=111937

Zitat aus dem Artikel: © Arndt Reuning (31.10.2010)

Rausch auf Rezept – in Kalifornien ist das bereits seit knapp 15 Jahren möglich. Patienten brauchen dort nur eine Bescheinigung von ihrem Arzt, um sich mit Marihuana selbst behandeln zu dürfen. HIV-Patienten zum Beispiel dämpfen damit Schmerzen und regen ihren Appetit an. Menschen, die an Krebs leiden, bekämpfen mit Cannabis ihre Übelkeit nach einer Chemotherapie.

Bei unter 18 Jährigen, bei denen das Gehirn noch nicht ausgereift ist, sind Schäden wahrscheinlicher.

Zum Beispiel stellt die Pubertät eine Entwicklungsphase dar, in der Cannabis besonders schädlich sein kann. Der Konsum von Hanf kann Veränderungen im Gehirn verursachen. Aufgrund von Ergebnissen sehen die Wissenschaftler auch einen Zusammenhang zwischen Cannabiskonsum in der Pubertät und Schizophrenie.

Prof. Dr. B. Lutz warnt vor einer unkontrollierten Freigabe:

Zitat: „Die Gehirnentwicklung von Jugendlichen reicht bis in die späte Pubertät. Wenn Cannabis in der Jugend geraucht wird, kommt es zu irreversiblen Schädigungen. Die Hirnsynapsen werden dann nicht mehr korrekt gebildet, und das kann zu permanenten Veränderungen des Gehirns sowie zu einem erhöhten Auftreten von Psychosen und Schizophrenie führen. Bei Jugendlichen ist deshalb von medizinisch indiziertem Cannabis abzuraten."

Quelle: Universitätsmedizin der Johannes Gutenberg-Universität Mainz – Prof. Dr. B. Lutz

http://www.unimedizin-mainz.de/physiolchemie/forschung/univ-prof-dr-b-lutz.html

Weitere Quellen:

Grant, I., Gonzalez, R., Carey, C. L., Natarajan, L.. & Wolfson, T. (2003). Non-acute (residual) neurocognitive effects of cannabis use: A meta-analytic study. Journal of the International Neuropsychological Society, 9, 679-689.

Schneider, M. & Koch, M. (2003). Chronic Pubertal, but not Adult Chronic Cannabinoid Treatment Impairs Sensorimotor Gating, Recognition Memory, and the Performance in a Progressive Ratio Task in Adult Rats. Neuropsychopharmacology, 28, 1760-1769.

Das Gehirn erholt sich nach einem Jahr Abstinenz vom Kiffen.

Zitat aus dem Artikel vom 19.06.2015:

„Macht Kiffen dumm? Eine Reihe von Studien hat sich mit der Frage beschäftigt, ob der frühe Einstieg in den Cannabiskonsum zu bleibenden kognitiven Einschränkungen führt. Die Ergebnisse einer aktuellen Studie deuten darauf hin, dass Leistungseinbußen bei moderatem Konsum nach längerer Abstinenz wieder verschwinden."

Quelle:

http://www.drugcom.de/aktuelles-aus-drogenforschung-und-drogenpolitik/archiv/?sid=2015&idx=1010

drugcom.de ist ein Projekt der Bundeszentrale für gesundheitliche Aufklärung (BZgA).

Das Internetportal informiert über legale und illegale Drogen und bietet Interessierten und Ratsuchenden die Möglichkeit, sich auszutauschen oder auf unkomplizierte Weise professionelle Beratung in Anspruch zu nehmen. Ziel des Angebots ist es, die Kommunikation über Drogen und Sucht anzuregen und eine selbstkritische Auseinandersetzung mit dem eigenen Konsumverhalten zu fördern.

drugcom.de wird unterstützt durch die delphi-Gesellschaft für Forschung, Beratung und Projektentwicklung, die für den fachlichen Betrieb und die Weiterentwicklung von drugcom.de zuständig ist.

Macht Cannabis abhängig?

Neue Studien zeigen, dass der Konsum von Cannabis genauso schnell süchtig macht wie Alkohol inklusive den Entzugserscheinungen.

Eine Studie im Journal of Addiction Medicine regt zur Vorsicht an und legt nahe, dass Joints und Haschkekse alles andere als harmlos sind.

Psychiater John Kelly (Massachusetts General Hospital) und seine Kollegen untersuchten 127 Jugendliche zwischen 14 und 19 Jahren. Diese ließen sich in einer Suchtklinik behandeln – davon waren 90 von ihnen wegen ihres Cannabiskonsums in der Klinik. Sie wurden auf typische Kriterien untersucht, die auf eine Drogenabhängigkeit hindeuten.

Befragt wurden die Jugendliche, ob ihr Cannabiskonsum Beziehung und Freundschaften belastet oder ob sie infolge des Kiffens Probleme in der Schule oder am Arbeitsplatz hätten.

Weitere Hinweise auf ein mögliches Suchtpotenzial waren erfolglose Versuche der Probanden, mit dem Kiffen aufzuhören. Sie benötigten auch immer höhere Dosen, um überhaupt noch eine Wirkung zu spüren.

Eine große Mehrheit von ihnen zeigte deutliche Zeichen einer Abhängigkeit. Sie hatten Schwierigkeiten, ihren Drogenkonsum zu reduzieren oder damit aufzuhören.

Zwei Fünftel der Testpersonen litten sogar unter eindeutigen Entzugserscheinungen, nachdem sie aufgehört hatten, Cannabis zu konsumieren. Die Symptome glichen denen eines Beruhigungsmittel-Entzugs.

John Kelly erklärte in einem Interview (Medical Daily.com), dass solche Entzugserscheinungen ein Beleg dafür sind, dass die Droge Hirn und Nervensystem angreife.

Cannabis ist so gefährlich wie Alkohol.

Weitere Quelle:

http://clixoom.de/kiffen-macht-suechtig/2875

http://journals.lww.com/journaladdictionmedicine/Citation/2014/09000/The_Prevalence_of_Cannabis_Withdrawal_and_Its.9.aspx

http://www.drugcom.de/haeufig-gestellte-fragen/fragen-zu-cannabis/woran-erkenne-ich-eine-cannabisabhaengigkeit/

CANNABIS im Einsatz in der Medizin

Der Nachweis der medizinischen Nutzung von Cannabis kann bis ins Jahr 2900 v. Chr. zurückdatiert werden, als Kaiser Fu von China seine medizinischen Eigenschaften erkannte.

Bis heute sind weit über 20.000 wissenschaftliche Arbeiten veröffentlicht, in denen Cannabis und Cannabinoide erforscht wurden (Fast ein Drittel von ihnen in den letzten 3 Jahren).

Mit Blick auf einen jahrzehntelangen Krieg gegen die Drogen untersuchen nun Regierungen in der ganzen Welt, wie die medizinische Verwendung von Marihuana zu klassifizieren ist.

Medizinisches Marihuana ist bereits in 20 Staaten der USA und einer Reihe von Ländern in ganz Europa legalisiert worden.

Eine Untersuchung der Nationalen Gesundheitsinstitute der USA zeigte, dass CBD (Cannabinoid) ein „großes Behandlungspotenzial besitzt, indem es oxidativen Stress, Entzündungen, Zelltod und Fibrosen dämpft".

Jede einzelne Sorte Cannabis enthält ein anderes Verhältnis der Wirkstoffe – so ist jede einzelne Sorte Cannabis für jeweils andere Bedürfnisse geeignet.

Der Wirkstoff, der für medizinische Nutzer potenziell am interessantesten ist, ist das Cannabinoid, das als Cannabidiol oder abgekürzt CBD bekannt ist.

Cannabidiol ist ein schwach psychoaktives Cannabinoid aus dem weiblichen Hanf. Medizinisch wirkt es entkrampfend, entzündungshemmend, angstlösend und gegen Übelkeit.

Dagegen ist Nabiximols ein Inhaltsstoff eines anderen Cannabis-Medikaments. Es ist die Mischung aus CBD und THC und wird aus der Pflanze selbst gewonnen.

THC wirkt in geringen Dosen gegen Ängstlichkeit. Als Medikament wird das Mittel genau in der erwünschten Menge verabreicht. Wer Cannabis raucht, bekommt jedoch eine hohe Dosis an Cannabinoiden ab, weil es sich so schwer dosieren lässt.

Viele Patienten in Deutschland bekamen in den vergangenen Jahren die Genehmigung für Cannabis als Schmerzmittel. Es wurde nur jeder zweite Patient akzeptiert. (Stand: 04.03.2015)

In Deutschland können zirka 380 Patienten Cannabis legal als Schmerzmittel einsetzen. Auf Platz 1 liegt Nordrhein-Westfalen, Bayern folgt mit Platz 2, danach kommt Baden-Württemberg. Dies geht aus einer Auflistung des Bundesinstituts für Arzneimittel und Medizinprodukte (BfArM) hervor.

Cannabis bei Multipler Sklerose

MS ist eine chronische und entzündliche Nervenentzündung. Betroffen sind die Nerven des Rückenmarks und des Gehirns. Das heißt, dass das sogenannte Zentrale-Nervensystem (ZNS) betroffen ist.

MS schädigt die Hüllschicht der Nerven. Die Nervenhüllen sind mit der Isolierschicht eines Stromkabels zu vergleichen. MS kann bisher nicht geheilt, aber behandelt werden. Die Erkrankung verläuft bei jedem Menschen unterschiedlich.

In Deutschland leiden schätzungsweise 120.000 Menschen an dieser Krankheit, weltweit wird die Zahl der Betroffenen auf über 2,5 Millionen geschätzt. Frauen erkranken doppelt so häufig an MS wie Männer.

Im Laufe der MS-Erkrankung haben mehr als die Hälfte der Patienten Gleichgewichtsstörungen oder Spastiken und sind häufig müde. Außerdem haben MS-Kranke ein Schwächegefühl in den Armen oder Beinen oder können ihre Blase nicht richtig entleeren. Bei Männern macht sich eine Erektionsstörung bemerkbar. Frauen verlieren die Lust am Sex. 75% der MS-Patienten haben Sehstörungen auf einem Auge, manche sehen alles doppelt.

Text mit freundlicher Genehmigung von Autorin Eva Schatz. Quelle: Das andere MS-Buch: Multiple Sklerose - Autorin: Eva Schatz - Verlag: Books on Demand; Auflage: 1 (17. Februar 2015)

Sprache: Deutsch - ISBN-10: 3734765196 und ISBN-13: 978-3734765193 (3,99 Euro).

Marlene Mortler (CSU), Drogenbeauftragte der Bundesregierung, hatte bei der Vorstellung des Jahresberichts 2014 des UNO-Drogenkontrollrates bekräftigt, sich dafür einzusetzen.

Sie forderte, dass Menschen mit Multipler Sklerose „Mittel wie Cannabis" zur Schmerztherapie erhalten könnten und diese Mittel künftig auch von der Krankenkasse bezahlt werden sollten.

Mortler sei sich hier mit Bundesgesundheitsminister Hermann Gröhe (CDU) einig.

Also macht Cannabis nicht nur high!

Richtig dosiert kann es MS-Patienten helfen, ihre chronischen Schmerzen (Spastiken) zu lindern.

Weitere Quelle:

Cupid-Studie (Cannabinoid Use in Progressive Inflammatory Brain Disease) mit 500 Patienten mit fortgeschrittener Multipler Sklerose aus neurologischen Zentren in Großbritannien als Probanden.

Professor John Zajicek (Plymouth Universitiy) hatte die Studie in Zusammenarbeit mit Alan Thompson vom University College London geleitet. Das britische Medical Research Council bewilligte dafür drei Millionen Euro.

http://www.cannabis-med.org/german/...

https://www.berlinonline.de/themen/gesundheit-und-beauty/gesundheit/ratgeber/1033732-225-multipleskiferosekiffenkannbeschwerdenlin.html

Cannabis bei Diabetischer Kardiomyopathie (Herzmuskelerkrankung)

Die diabetische Kardiomyopathie ist eine Herzmuskelerkrankung. Diese entwickelt sich bereits in einem sehr frühen Diabetes-Stadium. Die Veränderungen beim Cardiolipin treten hierbei deutlich eher auf als andere Kardiomyopathie-typische Zeichen, wie die Einlagerung schädlicher Fettdepots in die Herzmuskulatur.

Wissenschaftliche Studien zeigen, dass Diabetes mellitus eine myokardiale Hypertrophie, Apoptose und Nekrose verursachen kann sowie zur verstärkten Bildung von interstitiellem Gewebe beiträgt. Die pathophysiologischen Grundlagen dazu sind nur unzureichend geklärt.

Eine Studie des amerikanischen staatlichen National Institute of Health (NIH) hat gezeigt, dass CBD bei der diabetischen Kardiomyopathie hilft, indem es oxidativen Stress reduziert.

Weitere Quelle:

Quelle: D. Selvarajah et al: Randomized Placebo-Controlled Double-Blind Clinical Trial Product (Sativex) in Painful Diabetic Neuropathy, Depression is a major confounding factor, Diabetes Care 33:128-130, 2010

http://www.uniklinikum-leipzig.de/r-vorstellung-habilitanden-a-6550.html

Cannabis bei Parkinson

Israelische Forscherin behandelte Parkinson-Patientin mit Cannabis. Dreißig Minuten nach dem Cannabis-Konsum besserten sich Zittern, Muskelstarre und verlangsamte Bewegungen.

Morbus Parkinson ist eine der bekanntesten "langsam fortschreitende neurologische" und häufigsten Erkrankungen des Nervensystems. Den Namen verdankt sie dem britischen Arzt James Parkinson. Im Jahre 1817 beschrieb er erstmalig die typischen Symptome.

Die Erkrankung betrifft vor allem bestimmte Teile des Gehirns, die einen Mangel an dem Botenstoff Dopamin aufweisen.

Außer dem Gehirn sind auch noch andere Teile des Nervensystems betroffen. Die krankheitsbedingten Veränderungen im Nervensystem des Magen-Darm-Trakts lassen sich erheblich früher nachweisen als im Gehirn. Somit können viele weitere Symptome erklärt werden, wie Verdauungsstörungen oder Riechstörungen, die lange Zeit vor den Bewegungsstörungen auftreten.

Schon im Jahr 2004 ergaben Tests mit synthetischen Cannabinoiden an Ratten den eindeutigen Nachweis, dass eine Behandlung auf Cannabinoidbasis der Schlüssel zu einer wirksamen Behandlung dieser Krankheit sein könnte.

Im März 2014 bewies nun eine von israelischen Neurologen vorgelegte Studie erstmals die Wirksamkeit von Cannabinoiden bei einer Symptomgruppe der Parkinson-Krankheit, zu der sowohl motorische als auch nicht-motorische Störungen gehörten.

Nach Meinung der beteiligten Wissenschaftler könnten die mit dieser Studie gelegten Grundlagen ein Startschuss für den Beginn der Entwicklung einer Behandlung sein, die auf Cannabinoiden beruht.

Weitere Quellen:

Marihuana-ähnliche Stoffe können eine Hilfe bei einigen schweren Krankheitsformen sein, von der Parkinson-Krankheit bis hin zu Schmerzen – 27. Oktober 2004 – Society for Neuroscience – http://www.sciencedaily.com/releases/2004/10/041027102621.htm

Open Label-Evaluierung von Cannabidiol bei dystonischen Bewegungsstörungen – International Journal of Neuroscience 1986 – http://www.ncbi.nlm.nih.gov/pubmed/3793381

Behandlung mit medizinischem Marihuana (Cannabis) bei motorischen und nicht-motorischen Symptomen der Parkinson-Krankheit. Eine Open-Label-Beobachtungsstudie – MDS 17. Internationaler Kongress für die Parkinson-Krankheit und Bewegungsstörungen, Band 28, Juni 2013

http://www.mdsabstracts.com/abstract.asp?MeetingID=798&id=106491

Medical marijuana (cannabis) treatment for motor and non-motor symptoms in Parkinson's disease. An open-label observational study, Lotan, I., Treves, T., Roditi, Y., Djaldetti, R., Petah Tiqva, Israel, MDS 17th International Congress of Parkinson's Disease and Movement Disorders, Volume 28, June 2013 Abstract Supplement

www.medpagetoday.com

Cannabis bei Kindern im Fall einer Epilepsie

Epilepsie (auch Fallsucht oder Krampfleiden genannt) bezeichnet in der Medizin spontane Krampfanfälle, welche durch Funktionsstörungen des Gehirns zustande kommen. Es kommt zeitgleich zu paroxysmalen Entladungen der Nervenzellen. Die Krankheit ist seit dem 16. Jahrhundert bekannt.

Das Ergebnis sind unkontrollierte Nerven- und Muskelerregungen mit Verkrampfungen, Zuckungen, Sprach- und Gefühlsstörungen sowie Bewusstseinseinschränkungen.

Man unterscheidet zwischen zwei Anfallsformen, zum einen den partiellen Anfall, welcher auch als Herdanfall oder fokaler Anfall bezeichnet wird, und zum anderen den generalisierenden Anfall.

Die Nebenwirkungen der Medikamente können von Wahrnehmungsstörungen über Tremor (z. B. Augenzittern), Abgeschlagenheit, Bewegungskoordinationsstörungen, Depressionen, Schwindel, Verworrenheit, Kopfschmerzen, Ataxie, Nystagmus, Zahnfleischwucherungen, Merkfähigkeitsstörungen, megaloblastischen Anämie, Haarwucherungen, Osteomalazie, Störungen der Leistungsfähigkeit, Halluzinationen, Nierensteinen oder Müdigkeit reichen.

Die Zahl der Patienten, welche die Medikamente eigenmächtig absetzten, ist in der Neurologie sehr hoch. Bei Patienten mit Epilepsie liegt die Rate der Medikamentenverweigerer bei 50 Prozent.

Es wird behauptet, dass der CBD-Extrakt Epidiolexin bei Kindern mit therapieresistenter Epilepsie wirksam sei.

Im Jahr 2014 gab es aus Forschungen von CBD-Extrakten wie Epidiolexin viele versprechende Ergebnisse in einer kleinen Studie von Kindern mit einer schwer zu behandelnden Epilepsie. Die Befunde von CBD-Extrakt Epidiolexin folgen einer Beurteilung von 27

Kindern und jungen Erwachsenen mit therapieresistenter Epilepsie, die das Extrakt an zwei Krankenhäusern in den USA erhalten hatten. So wurde die Epidiolexin zweimal täglich als Sirup mit Erdbeer-/Limonengeschmack verabreicht. Es enthält kein THC.

Die Forscher von AV-BioPharma erklären, dass die Ergebnisse nach einer 12-wöchigen Therapie in einer offenen Studie ermutigend seien, mit einer Reduzierung der Anfallsfrequenz um mehr als 50 %. Das Unternehmen plant nun den Beginn einer Produktreihe in der zweiten Hälfte des Jahres 2016.

CBD könnte Kindern mit schweren Epilepsie-Syndromen wie Dravet und Lennox- Gastaut helfen, bei denen die Anfälle trotz hoher Dosen vieler antiepileptischer Medikamente bestehen bleiben.

Zum Beispiel ein Zitat aus dem Artikel „Gesundheitliche Aufklärung":

Das 8-jährige Mädchen Tara O'Connell litt an einer schweren Epilepsie und hatte 200(!) epileptische Anfälle am Tag. Nach Ansicht der behandelnden Ärzte sollte das Mädchen ihren neunten Geburtstag nicht mehr erleben. Medizinisches Cannabis bewirkte eine wundersame Entwicklung.

Quelle:

http://www.gesundheitlicheaufklaerung.de/hanfoel-keine-epileptischen-anfaelle

http://www.news.com.au/lifestyle/health/medical-cannabis-is-no-laughing-matter-for-patients-like-tara-oconnell-and-dan-haslam/story-fneuzlbd-1226956231626

Cannabis bei AD(H)S

Bei der Krankheit „AD(H)S handelt es sich „laut Ärzten" um eine vorwiegend bei Kindern, aber auch bei Erwachsenen auftretende Gehirnstörung.

In den letzten Jahren hat deren Ausbreitung dramatisch zugenommen. Diese Krankheit nennt man „Hyperkinetisches Syndrom". Noch vor vielen Jahren wurde diese Krankheit auch „Minimale zerebrale Dysfunktion" genannt.

Es wird diskutiert, dass diese Krankheit als Folge eines Energiemangels im Gehirn in Zusammenhang gebracht werden könnte. Also, ein Mangel an Neurotransmittern wie auch ein Mangel an Dopamin und Serotonin, könne hier die Ursache sein. Wissenschaftler stellten fest, dass für diese Störung „ein neurobiologisches Defizit im Gehirn-Stoffwechsel" die Ursache sein könnte.

Durch einen Mangel an „Neurotransmittern" werden die Aufmerksamkeit, das Weiterleiten von Nervenimpulsen und die Informationsverarbeitung geschwächt.

Es gibt Untersuchungen, dass der Zuckerstoffwechsel bei diesen Kindern verlangsamt ist und Teile des Gehirns, die für Aufmerksamkeit zuständig sind, mit zu wenig Glukose versorgt werden.

Als AD(H)S Ursache werden die gleichen Neurotransmitter diskutiert die außerdem auch bei Migräne eine entscheidende Rolle spielen könnten.

Bei neurologischen Erkrankungen wie ADHS zeigen CBD und THC- Wirkstoffe positive Wirkungen.

Dr. Claudia Jensen (Kinderärztin und Dozentin an der Universität von Südkalifornien) sagt, dass Cannabis dabei hilft, die symptomatischen Stimmungsschwankungen, den Fokusmangel, Angstzustände und Reizbarkeit von Menschen, die an neuropsychiatrischen Störungen wie ADHS leiden, zu senken.

Cannabinoide sind eine durchaus realisierbare Alternative, um Heranwachsende mit ADS und ADHS zu behandeln.

Quellen:

http://www.thehealthcure.org/dr-claudia-jensen-cannabis-addadhd/

http://www.foxnews.com/story/2004/04/20/cannabis-scrips-to-calm-kids.html

Infos zu Ritalin – das Medikament, das oft bei AD(H)S verschrieben wird:

Der Hauptinhaltsstoff „Ritalin" ist der amphetaminartige Wirkstoff „Methylphenidat, der dem Betäubungsmittelgesetz unterstellt ist und in der USA als Betäubungsmittel der Klasse II - dieselbe Klassifikation wie Kokain, Morphium und Amphetamine hat. Dieses Medikament ist eine große Gefahr für die Gesundheit und unser Bildungssystem.

Unaufmerksam, motorisch unruhig und impulsiv - so werden hyperaktive Kinder beschrieben. Die steigende Prävalenz könnte an einer unzureichenden Versorgung mit Mineralstoffen liegen. Schon in der Kinderliteratur werden einige typische Beispiele charakterisiert.

Das älteste Bild ist seit dem Jahr 1845 der Struwwelpeter und seit den 90iger Jahren gibt es auch die Struwwelliese. Aber auch der liebenswerte Michel aus Lönneberga zeigt gewisse Übereinstimmungen.

In jeder Klasse einer Grundschule sitzen heute schon zwei bis drei Schüler „sogenannte ADHD-Kinder", die durch ihre ewige Unruhe und Konzentrationsschwäche den Pädagogen viel Abverlangen. Diese jungen Zappelphilippe, die an der Aufmerksamkeits-Defizit-Hyperaktivitäts-Störung leiden, profitieren laut einigen Studien von der Gabe des Mineralstoffes „Magnesium".

Cannabis bei Migräne

In Deutschland gibt es etwa acht Millionen Migräne-Patienten. Etwa 10% der Bevölkerung leiden an Kopfschmerzen mit zusätzlichen Symptomen wie: Übelkeit und Erbrechen, Geräuschempfindlichkeit, Lichtempfindlichkeit. Die Krankheit Migräne ist eine neurologische Erkrankung. Sie tritt bei Frauen etwa dreimal häufiger auf als bei Männern. Sie wird oft im Alter zwischen 25 und 45 Jahren festgestellt. Sie kann aber auch schon im Kindesalter beginnen.

Es wurde schon statistisch festgehalten, dass im Grundschulalter bis zu 80% aller Kinder über Kopfschmerzen klagen. Etwa 12% der Kinder berichteten über Migräne. Dabei gab es keinen gravierenden Unterschied zwischen den Geschlechtern. Erst mit der Pubertät steigt die Prävalenz beim weiblichen Geschlecht an. Ärzte sind der Meinung, dass die Dunkelziffer bei Männern, die an Migräne leiden, höher ist.

Cannabis lindert Schmerzen bei Migräne, denn die Schmerzen können bei Migräne stark sein und führen bei manchen Patienten bis zur Bewegungsunfähigkeit. Es wird angenommen, dass körpereigene endogene Cannabinoide wie das Anandamid die Schmerzen bei Migräne reduzieren, indem sie das Eindringen der Schmerzsignale ins Gehirn über die CB_1-Rezeptoren steuern.

Im Jahre 2013 wurde eine Studie im The Journal of Neuroscience veröffentlicht, die zeigte, dass Patienten mit chronischer Migräne einen Schmerz erfahren, der auf einer Erregung der trigeminovaskulären nozizeptiven Bahnen beruht.

Cannabinoide sind dafür bekannt, dass sie Schmerzreaktionen der trigeminovaskulären Nerven verhindern.

Quellen:

http://www.royalqueenseeds.de/blog-cannabis-als-behandlung-von-migrane-kopfschmerzen-n54

http://www.bo.de/nachrichten/nachrichten-regional/mit-cannabis-gegen-den-schmerz

Cannabis ab 2016 auf Rezept?

CANNABIS: Gefährliche Droge, Wundermittel der Natur – oder beides? Die Koalition plant jedenfalls, dass es Cannabis ab 2016 auf Rezept geben soll

Zitat aus dem Artikel:

Der Biologe Dr. Bernd Fiebich (52) ist Projektleiter und Laborleiter des Neurochemischen Labors I an der Psychiatrischen Universitätsklinik Freiburg. Er forscht dort seit 2005 über die Wirkung von THC-freiem Cannabis und seinen Inhaltsstoffen als Entzündungshemmer und Schmerzmittel, zum Beispiel bei Migräne.

Cannabis ist nicht nur die am häufigsten konsumierte illegale Droge in Deutschland, sondern kann auch Schmerzpatienten helfen. Schwer kranke Patienten sollen nun nach dem Willen der Koalition ab 2016 Cannabis auf Rezept erhalten können. Die Mittelbadische Presse sprach über Wirkungen und Gefahren der Droge mit dem Biologen Bernd Fiebich, der an der Psychiatrischen Uniklinik Freiburg zu dem Thema forscht.

Quellen:

http://www.bo.de/nachrichten/nachrichten-regional/mit-cannabis-gegen-den-schmerz

https://www.uniklinik-freiburg.de/psych/team/fiebich.html

Erlaubter Anbau von Cannabis

Chronisch Kranke dürfen künftig unter bestimmten Umständen privat Cannabis anbauen.

In Deutschland fällt Cannabis unter das Betäubungsmittelgesetz, Kranke dürfen es also nur mit Erlaubnis konsumieren.

Am 22.07.2014 entschied das Verwaltungsgericht Köln, dass der Cannabis-Anbau zu therapeutischen Zwecken unter bestimmten Voraussetzungen erlaubt ist. Fünf chronisch kranke Männer hatten geklagt, weil die Kosten für eine Cannabis-Therapie nicht von den Krankenkassen übernommen werden.

Das Urteil ist ein großer Erfolg für Schmerzpatienten.

Quellen:

http://www1.wdr.de/themen/panorama/cannabis162.html

http://www.sueddeutsche.de/gesundheit/schmerztherapie-gericht-erlaubt-schwerkranken-cannabis-anbau-1.2057754

Gewerblicher Cannabis-Anbau

Hanf als Arznei wirkt, sein Anbau ist in Deutschland aber verboten. Jürgen Scholz und fünf Anwälte, Mediziner und Geschäftsleute wollen das ändern, notfalls vor Gericht.

Interview: © 2015 – Interview von Rainer Schmidt vom 26. März 2015

Quelle:

http://www.zeit.de/wissen/gesundheit/2015-03/cannabis-anbau-gewerblich-deutschland

Weitere Quelle:

Kiffen für die Staatskasse

Die Grünen machen sich weiter für die Freigabe von Cannabis in Deutschland stark. In der Bundesregierung stoßen sie auf taube Ohren. Ökonomen dagegen halten den Vorstoß für durchaus sinnvoll. Artikel: © 2015 von David Freches vom 01.05.2015.

http://www.ksta.de/wirtschaft/cannabis-legalisierung-kiffen-fuer-die-staatskasse,15187248,30575330.html?piano_t=1

Die rechtliche Situation

Laut dem Betäubungsmittelgesetz (BtMG) ist der Erwerb und Besitz von allen Pflanzenteilen und Saatgut von Hanf in Deutschland strafbar (genehmigungspflichtig). Eine Ausnahmegenehmigung für die medizinische Verwendung von Cannabis besteht seit 2009 und seit Mai 2011 ist Cannabis verschreibungsfähig.

Über eine Ausnahmegenehmigung können Cannabisblüten durch das Bundesinstitut für Arzneimittel und Medizinprodukte in Bonn bei einer Apotheke bezogen werden. Normalerweise werden die Kosten für eine Behandlung von den gesetzlichen Krankenkassen nicht übernommen, außer bei schweren Formen der Spastik, etwa bei multipler Sklerose. In 18 Staaten der USA, Kanada, Israel und den Niederlanden ist die medizinische Verwendung von Cannabis mit ärztlicher Empfehlung oder Verordnung erlaubt.

Der Berliner Allgemeinarzt Dr. Jörg Gölz kritisiert, dass der politische Widerstand in Deutschland zu groß sei, um medizinisches Cannabis als Arzneimittel zu etablieren.

Quellen:

06.11.2014 – Fraktion DIE LINKE: Große Einigkeit bei Experten – Betäubungsmittelgesetz gehört auf den Prüfstand

http://www.linksfraktion.de/nachrichten/grosse-einigkeit-experten-betaeubungsmittelgesetz-gehoert-pruefstand/

Apotheken Umschau: Cannabis als Arznei: Stoff für Herz und Hirn. © 2015 Artikel von Maximilian Plenert vom 10.01.2015.

http://hanfverband.de/nachrichten/news/apotheken-umschau-cannabis-als-arznei-stoff-fuer-herz-und-hirn

Infos zur Drogensucht

Laut der **WHO** (Weltgesundheitsorganisation) gehören folgende Drogen dazu:

- Crystal Meth
- Cannabis
- Kokain
- Opiate
- Halluzinogene
- Heroin
- LSD
- Ecstasy
- Methadon
- Tabak
- Schmerzmittel
- Stimulanzien
- Schlafmittel
- Beruhigungsmittel
- Kaffee oder Tee
- Gluten
- UND: Alkoholsucht

Crystal Meth (Shisha, Yaba, oder Ice genannt): Ein japanischer Chemiker erfindet 1893 Crystal Meth.

Deutsche Soldaten konsumierten 1939 – 1945 während des Krieges gegen Frankreich und Polen „Methamphetamin" (Hitler-Speed, Göring-Pillen oder Panzerschokolade). Die Droge Crystal Meth ist längst auch in Deutschland angekommen. Sie gilt als extrem abhängig machend. Viele User berichten, dass sie gleich beim allerersten Konsum der Droge abhängig wurden.

Sie besteht zu einem Anteil aus Crystal Meth und wird mit Motoröl, Batteriesäure, Kerosin oder Shampoo gestreckt und ist hochtoxisch.

Cannabis: Diese Droge gehört zur botanischen Gattung der Hanfgewächse (Cannabaceae). Ein dauerhafter Cannabiskonsum beeinträchtigt folgende Bereiche: Leistungsfähigkeit, Aufmerksamkeit, Konzentration- und Lernfähigkeit. Man geht davon aus, dass etwa 8 - 10 Prozent aller Cannabiskonsumenten eine Abhängigkeit entwickeln.

Kokain: Auch Koks, Schnee, Coke, Crack, Rocks oder Cocain genannt, ist ein starkes Stimulans und eine weltweit verbreitete Rauschdroge mit hohem Abhängigkeitspotenzial.

Es ist ein weißes kristallartiges Pulver, das mit Hilfe verschiedener chemischer Prozesse aus den Blättern des Kokastrauches gewonnen wird.

Die größte Gefahr des Kokainkonsums ist das starke Abhängigkeitspotential. Kokain, das gespritzt wird, wirkt stärker als geschnupftes. Die Suchtgefahr und die Gefahr einer Überdosierung sind sehr hoch. Kokain regt an, beeinflusst das Gehirn und Nervensystem und beschleunigt den Kreislauf.

Opiate: Opiate und Opioide sind sehr stark wirkende Schmerz- und Betäubungsmittel (Alkaloide des Opiums – Morphin, Codein, Noscapin, Papaverin). Sie haben ein hohes Suchtpotenzial.

Das bekannte Morphin wurde 1805 als Naturstoff aus dem Schlafmohn isoliert und der deutsche Chemiker Friedrich Sertürner nannte es Opium (später Morphium). Opioide hemmen die Schmerzempfindung im Gehirn und im Rückenmark und heben so die Schmerzschwelle an, ohne dass andere Sinneswahrnehmungen (Temperatursinn, Berührungsempfindlichkeit) beeinträchtigt werden.

Halluzinogene: Halluzinogene führen zu Halluzinationen (Sinnestäuschungen und Wahrnehmungsveränderungen).

Der Begriff kommt vom lateinischen „halucinatio = gedankenloses Reden". Pflanzliche Halluzinogene gab es schon bei Naturvölkern nach genauen Regeln und unter Anleitung von Priestern, Heilern, Medizinmännern in religiösen Ritualen oder für medizinische Zwecke.

Heroin: Heroin gehört zur Gruppe der Opiate.

Es wurde als Ersatzmittel für Morphium entwickelt und man erhoffte sich damals aus dem stark süchtig machenden Morphium den Suchtstoff raus filtern zu können. Daraus wurde ein sehr stark euphorisierender, schmerzstillender und süchtig machender Stoff: Heroin.

Heroin beeinflusst das zentrale Nervensystem.

Es wirkt beruhigend, entspannend und schmerzmindernd, dämpft aber die geistige Aktivität.

Im Urin ist der Stoff 2 - 3 Tage nachweisbar.

LSD: LSD (Lysergsäurediäthylamid) wurde 1938 erstmals von dem Schweizer Chemiker Albert Hofmann hergestellt und ist ein halbsynthetisches chemisches Erzeugnis. Sein natürlicher Bestandteil ist die Lysergsäure (Grundstoff der Mutterkorn-Alkaloide) und gehört zu den Halluzinogenen. Diese Substanzen greifen in das Seelenleben ein und verändern die Sinneswahrnehmungen. Der Gebrauch von LSD ist seit 1971 in Deutschland verboten.

Ecstasy: Vor ca. 100 Jahren wurde MDMA erstmals von einem deutschen Pharmaunternehmen hergestellt, aber die erste wissenschaftliche Publikation über Versuche am Menschen wurden im Jahr 1978 von Alexander Shulgin und David Nichols durchgeführt (MDMA: unter dem Szenenamen Ecstasy). Aber die kleinen Muntermacher erzeugen nicht nur kurzweilige Glücksgefühle, sondern womöglich auch langfristige Hirnschäden.

Methadon: Methadon ist ein synthetisch hergestelltes Opioid, das in der BRD im Rahmen der Substitution als Ersatzmittel für Heroin eingesetzt wird. Es hat wie Morphin und Heroin eine stark schmerzmindernde Wirkung ohne starke Rauschzustände.

Tabak: Das in Tabakprodukten enthaltene Nikotin ist stark suchterzeugend, bei der sowohl eine psychische, wie physische Abhängigkeit entsteht. Die körperliche Abhängigkeit entsteht durch die Belohnungs- und Zufriedenheitsgefühle, die durch die Wirkung von Nikotin erzeugt werden. Bei Kindern und Jugendlichen können bereits nach dem Genuss von 4 Zigaretten erste Anzeichen einer Tabakabhängigkeit auftreten. Jährlich stehen in Deutschland etwa 110. 000 bis 140.000 Todesfälle in Zusammenhang mit tabakassoziierten Erkrankungen. ICD-10: (Missbrauch: F17.1, Abhängigkeit: ICD F17.2).

Schmerzmittel: Schmerzmittel, die verschreibungspflichtig sind, gehören zu den starken Drogen. Sie übermitteln Signale im Nervensystem und der Schmerz wird behindert. Man nennt sie Opiate und sie wirken auf das Nervensystem, wie es Drogen tun.

Nicht jedes Schmerzmittel eignet sich zum Dauergebrauch. Das gilt auch für die frei verkäuflichen Mittel. Selbst rezeptfreie Präparate können bei Missbrauch tödlich sein.

Den deutschen Apotheken bescheren die Schmerzmittel einen jährlichen Umsatz von etwa 500 Millionen Euro, nicht einmal 20 Prozent der Präparate sind ärztlich verordnet.

Schmerzen sind keine Krankheit, sie sind ein Signal bzw. ein Symptom dafür, dass im Körper etwas nicht in Ordnung ist. Bei Schmerzen, die länger als einige Tage anhalten, ist es ratsam, einen Arzt aufzusuchen.

Wenn die Einnahme der Medikamente im Rahmen einer Behandlung erfolgt und vom Arzt genau kontrolliert wird, ist das Risiko einer Medikamentensucht in der Regel gering einzuschätzen.

Stimulanzien: Zu den Stimulanzien zählen Amphetamine und das Koffein. Die Wirkung ähnelt der von körpereigenen Stoffen wie etwa dem Adrenalin. Stimulanzien definieren Substanzen, die die Aktivität der Nerven beschleunigen oder verbessern. Stimulanzien sind Stoffe, die psychisch anregen.

Stimulanzien wirken sich leistungssteigernd auf den Körper aus und lösen euphorische Gefühle aus. Außerdem vertreiben sie Müdigkeit und Konzentrationsschwierigkeiten. Im Sport werden Stimulanzien als Dopingmittel zur Leistungssteigerung missbraucht.

Schlafmittel: Es sind Medikamente, die das abendliche Einschlafen und das Durchschlafen fördern sollen. Es gibt synthetisch und pflanzlich hergestellte Medikamente.

Pflanzliche Schlafmittel: Baldrian, Johanniskraut, Hopfen, Maulbeere, Melisse

Synthetische Schlafmittel: Beruhigungsmittel, Sogenannte Benzodiazepine (Diazepam)

Sie müssen vom Arzt verschrieben werden und bergen ein hohes Risiko der Abhängigkeit.

Beruhigungsmittel: Beruhigungsmittel auch Psychopharmaka genannt, sind Arzneimittel mit psychotroper Wirkung.

Das heißt, sie beeinflussen das zentrale Nervensystem und verändern das Erleben und Verhalten. Beruhigungsmittel werden eingesetzt, um Spannungszustände und Angst zu lösen.

Dies soll nur kurzzeitig und vorübergehend geschehen, um ganz akute Krankheitszustände zu behandeln.

Man unterscheidet nach klinischen Gesichtspunkten:

Neuroleptika (bei psychotischen Symptomen, hochpotente Neuroleptika, nieder- und mittelpotente Neuroleptika)

Antidepressiva (bei Depressionen, Angststörungen)

Tranquilizer (gegen eine Vielzahl von Symptomen und Krankheitsbildern). Tranquilizer haben ein hohes Suchtpotential

Psychostimulantien (mit nur noch wenigen Heilanzeigen: z. B. hyperkinetisches Syndrom und Narkolepsie)

Pflanzliche Beruhigungsmittel sind:

Baldrian, Melisse, Lavendel, Hopfen, Johanniskraut

Homöopathische Beruhigungsmittel sind:

Es gibt sie als Tropfen oder Globuli

Acidum phosporicum, Kalium phosphoricum, Arnica

Argentum nitricum

Bachblüten (Elm, Impantiens, Larch, Olive, Esskastanie, Oak, Rescue-Tropfen)

Kaffee oder Tee: Obwohl neuere Studien inzwischen belegen, dass Kaffee entgegen früherer Annahmen weder für Herz- noch Magenbeschwerden verantwortlich ist, warnen viele Ärzte vor der Kaffee-Sucht. Wer z. B. auf Diät ist und fastet und diesbezüglich auch den Kaffee weglässt, leidet sehr häufig in den ersten Tagen unter Kopfschmerzen. Dies kann mit der Entgiftung zu tun haben.

Es gibt im Kaffee über 1.000 unterschiedliche Inhaltsstoffe, das Coffein ist nur eine Substanz davon.

Coffein findet sich auch im Teestrauch, in bestimmten Nüssen, im Kakao und als synthetisch hergestelltes Coffein in Schmerzmitteln. Von der WHO wurde das Coffein nicht als suchterzeugende Substanz anerkannt. ABER: Coffein und Nikotin werden chemisch gesehen in die Gruppe der Alkaloide eingereiht und gehören somit zu den Nervengiften.

Coffein ist die meist genutzte Droge der Welt und Studien zeigen, dass Abstinenz von der Droge Entzugserscheinungen wie Erschöpfung, Kopfschmerzen und Benommenheit bereits nach 24 Stunden auftreten lassen und bis zu einer Woche andauern können.

Gluten: Die gebräuchlichsten abhängig-machenden Drogen sind Heroin und Morphin oder Kokain und Amphetamin und wirken durch die Aktivierung von Belohnungszentren im Gehirn. Folglich sollten wir uns fragen, ob diese Befunde bedeuten, dass Getreide und Milch auf chemische Weise belohnend wirken.

Sind Menschen in irgendeiner Weise süchtig nach diesen Lebensmitteln? Auffällig ist, dass in diesen Studien Patienten oft starkes Verlangen, Sucht und Entzugserscheinungen bei diesen Nahrungsmitteln zeigen.

Natürlich wird man von einem Glas Milch oder einer Scheibe Brot nicht high. Die darin enthaltene Menge ist dafür zu gering. Diese Nahrungsmittel könnten aber ein Gefühl der Gemütlichkeit und des Wohlbehagens herbeiführen. Patienten mit Intoleranz sagen, dass dies oft der Fall ist.

Die erbrachten Beweise sagen aus: Verzehrt ein Mensch Getreide und Milch (in für heutige Verhältnisse normalen Mengen) werden Belohnungszentren im Gehirn aktiviert. Obwohl die Wirkung einer typischen Mahlzeit quantitativ geringer ist, als die einer Dosis der genannten Drogen, erleben viele Erwachsene diese Wirkung mehrmals am Tag - und das an jedem Tag ihres Lebens.

Menschen mit Zöliakie, die eine erhöhte Darmpermeabilität haben und kein Weizengluten vertragen, können mit einer gewissen Wahrscheinlichkeit auch an Schizophrenie leiden. Einige Ernährungswissenschaftler fanden heraus, dass die Symptome von Schizophrenie ein wenig nachlassen, wenn die Patienten eine Diät ohne Getreide und Milch erhalten. Manche Symptome der Intoleranz wie Angstzustände, Epilepsie, Depression, Hyperaktivität und schizophrene Phasen haben mit der Funktion des Gehirns zu tun.

An einer Bevölkerungsgruppe im Pazifik zeigte sich bei Untersuchungen, dass Schizophrenie in diesen Gruppen erst dann vorherrschte, wenn sie Weizen, Gerstenbier und Reis konsumierten (Dohan 1984). Einen möglichen Zusammenhang zwischen Ernährung und Geisteskrankheiten veranlassten verschiedene Forscher schon vor 30 Jahren die Existenz von drogenähnlichen Substanzen (Opiat-ähnliche

Substanzen, Exorphine) in einigen alltäglichen Nahrungsmitteln zu untersuchen. Zioudrou (1979) und Brantl (1979) fanden opiatähnliche Aktivität bei Weizen, Mais und Gerste (Exorphine). Bei Kuh- und Muttermilch war es das Kasomorphin. Das Exorphin des Getreides ist viel stärker als das Kasomorphin der Kuh. Forscher haben die Wirksamkeit von Exorphinen gemessen und konnten nachweisen, dass sie mit Morphin und Enkephalin vergleichbar sind.

Quelle: Heubner et al. 1984, (Eine ausführliche Übersicht findet sich bei Gardner 1985 und Paroli 1988.), wai.biomedizin-online (Weizen- und Milchprodukte enthalten Peptide mit opioider Wirkung, welche die Endorphinrezeptoren im Gehirn beeinflussen)

Quelle: Egger 1988, Scadding & Brostoff 1988).) Radcliff (1982, zitiert in 1987:808) Loren Cordain (Getreide) Dohan-1966, 1973, 1983, 1984

Alkoholsucht: Was Alkoholsucht ist und wie sie entsteht, darüber streiten sich die Wissenschaftler heute noch.

Von Psychologen wird immer noch behauptet, dass diese Sucht die Folge von Willensschwäche sei und Evolutionsforscher meinen, diese Sucht sei uns in die Wiege gelegt.

Über 1,5 Millionen Deutsche hängen an der Flasche, schätzt die Deutsche Hauptstelle für Suchtfragen (DHS), die Dunkelziffer ist nicht überschaubar.

Die Mediziner sind sich einig: Bei den Betroffenen handelt es sich um Menschen mit einer echten Erkrankung.

Von Alkoholsucht wird gesprochen, wenn ein Mensch sowohl körperlich als auch psychisch vom Alkohol abhängig ist und für diesen Menschen der Alkohol kein Genussmittel mehr ist, sondern ein Suchtmittel.

Die Betroffenen schaffen es sehr selten, sich allein aus dieser Abhängigkeit zu befreien. Fachleute sehen es schon als riskant an, wenn Frauen (Erwachsene) den Konsum von 12 Gramm (1 Glas Bier oder 1 Glas Wein) Alkohol täglich an fünf Tagen in der Woche zu sich nehmen. Bei Männern sind das 24 Gramm Alkohol.

Die Alkoholsucht (Seit 1968 als chronische Sucht anerkannt) zu bekämpfen geht aufgrund eines Deliriums nur über die stationäre Entgiftung. Die körperliche Entgiftung dauert zirka 10 Tage. Danach fängt die mehrwöchige und stationäre Psychotherapie an.

Die Rückfälle beim Alkoholentzug sind ein leidiges Thema. Nimmt man einen Zeitraum von zwei Jahren nach Alkoholentzug als Grundlage, dann scheitern 90% der Therapien.

Für alle Suchtprobleme gibt es ein sogenanntes Suchtgedächtnis

Der Körper erinnert sich so zum Beispiel beim Alkohol an den beruhigenden Effekt. Dieses Suchtgedächtnis sorgt dafür, dass der Körper dieses Suchtmittel „nach anhaltendem Missbrauch" immer wieder verlangt.

Ein mangelndes Selbstvertrauen, fehlende Konfliktbereitschaft, hohe Leistungsansprüche an sich selbst, Kontaktschwierigkeiten und Unselbstständigkeit können zu einem Suchtverhalten führen.

Einige typische Entzugssymptome bei Abhängigkeit können sein:

- Innere Unruhe
- Nervosität
- Übelkeit
- Erbrechen
- Schwitzen
- Allgemeine Schmerzen

Es ist wichtig, dass sich der Süchtige selbst hilft. Er muss erkennen und akzeptieren, dass er süchtig ist. Es ist sehr, sehr schwer, einem Süchtigen zu helfen, wenn diesem der Wille fehlt.

Auch die aufopfernde Liebe kann da nicht viel ausrichten. Eltern, der Ehepartner, Kinder, Kollegen oder Freunde können dem Süchtigen nicht helfen – sie können nur für ihn da sein.

Jeder Süchtige gehört in eine Langzeittherapie und man sollte sich auch bewusst sein, dass es oft zu einem Rückfall kommen kann.

Machen Sie sich bewusst, dass die Sucht eine Krankheit ist, durch die der Süchtige oftmals die Kontrolle über sich verlieren kann. Es passiert häufig, dass sich Familienmitglieder in eine Co-Abhängigkeit begeben. Psychologen oder Selbsthilfegruppen für Angehörige können hierbei hilfreich zur Seite stehen.

Millionen Menschen in den USA und auch in Deutschland sind von der Sexsucht betroffen. Mehrmals täglich Orgasmen, Orgien bis zur völligen Entkräftung - immer mehr Promis outen sich als sexsüchtig. Doch auch dafür gibt es professionelle Hilfe.

Buchtipp

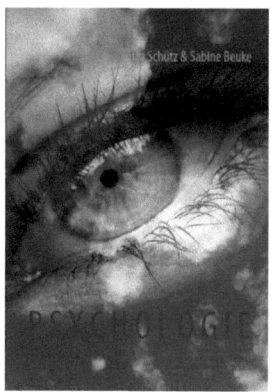

PSYCHOLOGIE KURZ UND KNAPP VERPACKT
Hilfreiches Wissen für die Seele

Autoren: Sabine Beuke & Jutta Schütz - Verlag: Books on Demand - € 13,90

ISBN-13: 9783732234929 - ISBN-10: 3732234924

Auf der Grundlage von geschulter Menschenkenntnis und psychologischen Erkenntnissen vermittelt dieses Buch viele interessante Informationen und gewinnbringende Selbsterkenntnis. Die Autorinnen „Jutta Schütz & Sabine Beuke" verstehen es, verstreutes „psychologisches Wissen" einzusammeln, zu ordnen und in eine passende Form zu bringen. Sie schärfen Ihre Sinne und erklären, was Sie schon immer über sich selbst wissen wollten, von der Entstehung Ihrer Persönlichkeit bis hin zu Ihren Konflikten und deren Lösungen. Sie geben Ihnen die Möglichkeit, sich mit sich selbst auseinander zu setzen und beleuchten auch die Gründe für vielfältige Verhaltensweisen. Die dadurch erreichbare Selbsterkenntnis kann helfen, Ihre Probleme besser zu lösen. Wer Ursache und Wirkung seiner selbst erkennt, hat die Kraft sich zu ändern.

Das Buch ist geeignet für Menschen ohne psychologisches Vorwissen und kann in Lebenskrisen helfen. Es ist voll mit Wissen über das, was wir jeden Tag tun, jedoch oft ohne es zu wissen. Psychologisch erklären die Autorinnen „Jutta Schütz & Sabine Beuke" in diesem Buch, warum wir sind, wie wir sind, was wir ändern können und wie viel wir selbst lenken oder umlenken könnten, wenn wir uns durch dieses Buch auf die Sprünge helfen lassen.

Buchtipp

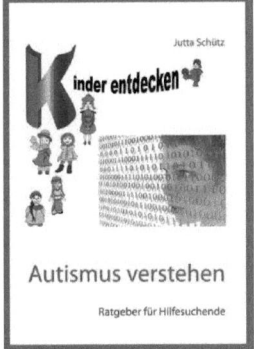

Autismus verstehen: Ratgeber für Hilfesuchende
Autorin Jutta Schütz - Verlag: Books on Demand - € 3,90
ISBN-10: 3734790212 und ISBN-13: 978-3734790218

Der Autismus hat viele Gesichter, wer sich nicht mit diesem Thema auseinander setzt, kann es kaum glauben, dass es Autisten gibt, die auf den ersten Blick völlig normal wirken. Autismus gehört zu den schwersten psychischen Störungen, dessen Symptome ebenso das Jugend- und Erwachsenenalter betreffen. Nach heutigem Erkenntnisstand werden mit autistischen Störungen vielschichtige Phänomene beschrieben, welche von Geburt an vorliegen oder in den ersten Lebensjahren auftreten und fortbestehen. Autisten können nur selten eine Beziehung zu ihrer Umwelt aufbauen. Manche Autisten haben eine geistige Behinderung oder erreichen eine normale Intelligenz. Es gibt auch überdurchschnittlich intelligente Autisten. Diese haben eine sogenannte Inselbegabung. Nicht jede Verzögerung der Entwicklung muss gleich die Diagnose Autismus bedeuten, es sind verschiedene Untersuchungen notwendig. Und darüber hinaus sind autistische Störungen bei jedem Kind unterschiedlich stark ausgeprägt.

Das Wort AUTISMUS ist ein Sammelbegriff für verschiedene tiefgreifende Entwicklungsstörungen (Autismus-Spektrum-Störung). Die Diagnose „Autismus" wird in Deutschland oft erst im Alter von drei bis sechs Jahren gestellt und bei „Asperger" noch viel später. Viele Kinder scheinen bis zum ersten oder zweiten Lebensjahr eine normale Entwicklung zu durchlaufen. Die meisten Eltern von Kindern mit Autismus spüren schon früh, dass etwas mit ihrem Kind nicht stimmt. Sie finden aber selten das richtige Gehör bei Ärzten. Es vergehen oft viele wertvolle Jahre bis zur richtigen Diagnosestellung. Eine reine Autismus-Diagnose bringt dem Kind nichts. Wichtig ist auch eine Überprüfung der Intelligenz, der Sprachentwicklung und Motorik. Viele Eltern sind am Anfang sehr geschockt. Das ist auch ganz verständlich, schließlich handelt es sich um eine lebenslange Diagnose.

Buchtipp

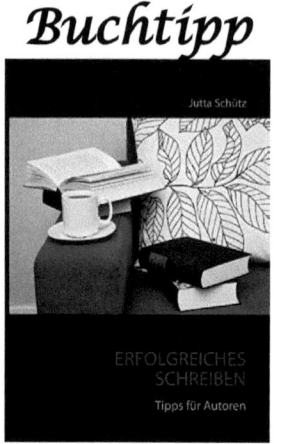

ERFOLGREICHES SCHREIBEN: Tipps für Autoren

Autorin: Jutta Schütz - Verlag: Books on Demand - € 5,99 Euro

ISBN-10: 3734755247 und ISBN-13: 978-3734755248

Auch beim Schreiben gilt, wer erfolgreich werden möchte, muss den Mut aufbringen, die vorhandenen Fähigkeiten und Leistungsreserven auszuschöpfen. Es reicht nicht aus, nur darüber nachzudenken – man muss es auch tun. Wenn Sie das Außergewöhnliche erreichen wollen, dann ist es wichtig, dass Sie außergewöhnlich denken und handeln. Erfolgsorientiertes Denken heißt zielbewusstes Denken. Dies bedeutet aber auch gleichermaßen ein Entlanghangeln an einer Richtschnur, die dann zum Wunschziel führt. Diese Richtschnur sorgt dafür, dass Sie keine unnötigen Wege gehen müssen.

Weitere Infos:

Auch zu den Themen Diabestes und LOW CARB hat die Autorin schon viele Ratgeber geschrieben. Es braucht nun mal Zeit und Geduld und Beharrlichkeit, um jahrzehntelange Fehler in der Lebensweise wieder auszugleichen. In den aktuellen wissenschaftlichen Studien setzt sich immer mehr die Meinung durch, dass die Kohlenhydrate Mitverursacher ernährungsbedingter Zivilisationskrankheiten sind. Wissenschaftler und Ernährungsexperten sind sich heute einig, dass dem kohlenhydratreduzierten Essen die Zukunft gehört. Zum Beispiel fördert der Zucker (Glucose) das Wachstum von Krebszellen. Diese ernähren sich ausschließlich von der Glucose. Quelle: 1926: Otto Warburg (Nobelpreisträger). Nimmt der Körper weniger Glucose auf, fördert er das Wachstum von normalen Zellen. Die Zellen im Vorkrebsstadium werden gehemmt. Die Autorin vermittelt in ihren Büchern Motivation pur und räumt mit alten Vorurteilen auf (mit vielen wissenschaftlichen Berichten von Ernährungsforschern). Bücher siehe Webseite der Autorin.